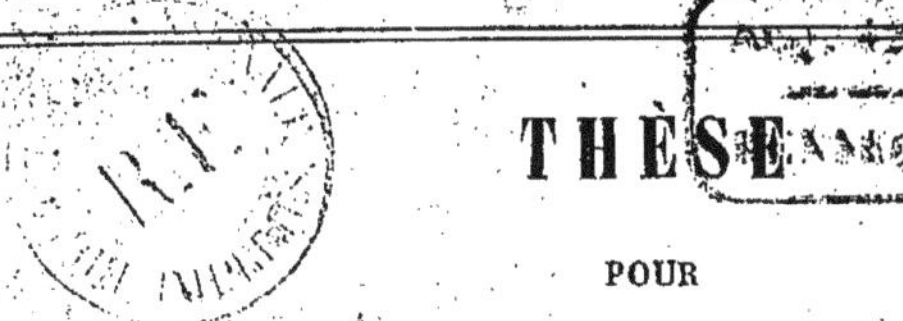

THÈSE

POUR

LE DOCTORAT.

L'ACTE PUBLIC SUR LES MATIÈRES CI-APRÈS SERA SOUTENU
LE SAMEDI 22 AOUT 1846, A TROIS HEURES,

PAR

L. - J^H MILLET (EMILE),

Avocat à la Cour royale de Paris,

Né à Saint-Pierre (Martinique).

PRÉSIDENT, M. BUGNET.

SUFFRAGANS :

DURANTON, ROYER-COLLARD, PELLAT,	Professeurs.
WUATRIN,	Suppléant.

*Le Candidat répondra en outre aux questions qui lui seront faites
sur les autres matières de l'enseignement.*

PARIS

IMPRIMERIE DE E. BRIÈRE,

RUE SAINTE-ANNE, 55.

1846.

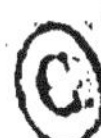

A

LA MÉMOIRE DE MON PÈRE.

A MA MÈRE.

JUS ROMANUM.

Dig. lib. XX.

DE PIGNORIBUS ET HYPOTHECIS.

I. QUID SIT PIGNUS.

Pignus seu *hypotheca* est jus in re aliena, creditori pro debito constitutum, quo licet ei illam distrahere, ut ex pretio debitum consequatur.

Utraque hac appellatione, sive jus creditoris, sive res ipsa pignori data continentur. Pignus etiam pro contractu pignoris accipitur; et aliquando, quum quis retentionem habet, res illi *quasi pignori* esse dicitur.

Hypotheca sæpe appellatur pignus, eamdem enim in rem actionem creditori tribuunt; in hoc tamen distant, pignus traditione contrahitur, hypotheca autem nuda conventione, nec statim possessionem rei ad creditorem transfert.

Pignus semper accedit obligationi, cujus plerumque causam sequitur, non est autem *obligatio*, sed *jus in re*, quod parit creditori in rem actionem. Res quæ pignori datur, *obligatur*, unde vulgo dicitur *pignoris obligatio*, sed nunquam *servitus*, res enim hypothecæ data non creditori servit.

Pignus semper indivisum manet, etiam post divisionem obligationis inter hæredes, ita ut totum pro parte obligationis teneatur.

Fiunt scripturæ ut pignus seu hypotheca per eas facilius probari possit, et sine his autem valet quod actum est, si creditor habeat probationem.

II. PRO QUA OBLIGATIONE PIGNUS CONTRAHI POSSIT.

Pignus dari potest pro quacuhque obligatione, vel civili, vel honoraria, vel tantum naturali, nam ex plerisque casibus naturalis obligatio consistit, pignus perseverare constat; et sive pura est obligatio, vel in diem, vel sub conditione; in conditionali obligatione, res non alias obligatur nisi conditio exstiterit. Et sive in præsenti contractu, sive præcedat, et etiam futuræ obligationis nomine pignus dari potest. Et non tantum ob pecuniam, sed et ob aliam rem debitam; et non solum omnis pecuniæ solvendæ causa, verum etiam de parte ejus. Dare autem quis hypothecam potest, sive pro sua obligatione, sive pro aliena.

Pignus prodest creditori non solum pro sorte, sed et pro usuris et impensis et pœna. Pluribus res simul pignori dari potest.

III. QUÆ RES PIGNORI DARI POSSINT.

Omnes res quarum commercium est pignori vel hypothecæ obligari possunt, etsi speciali lege eas quis emere prohibeatur. Alienæ rei tamen hypotheca nulla est.

Res soli pignori stricto sensu, et res mobiles hypothecæ dari possunt; et etiam pecunia, sed res ex nummis pignoratis empta, non est pignorata ob hoc solum, quod pecunia pignorata erat.

Non solum res corporales, sed et incorporales oppignerari possunt, sicut 1° *ususfructus*, sive dominus fundi convenerit de usufructu, sive is qui usumfructum habet.

Non potest quidem fructuarius ipsum jus ususfructus, quod ipsius personæ cohæret, alienare; ita nec pignori dare, verum sicut potest alii concedere facultatem percipiendi fructus vice sua, quæ ex eo jure ususfructus pendet; ita et hanc oppignerare potest.

2° *Jura prædiorum rusticorum*, quorum usus per se late patet : potest debitor pignoris jure concedere creditori, (scilicet si vicinum fundum habeat) jus eundi vel agendi, per fundum qui sit debitoris, quoad debitum solvatur; et etiam, si pecunia soluta non sit, hoc jus distrahendi cuivis ex aliis vicinis, quibus hoc jus utile esse potest. In prædiorum urbanorum servitutibus contra observatur, nam ex substantia pignoris est, ut creditor possit pignus distrahere, et si debitor creditori concedere posset quamdem servitutem in ædibus suis, tale pignus non posset distrahere, quum ejusmodi jura, non nisi illi soli cui constituuntur, utilia esse soleant.

3° *Nomina*, et utilis actio creditori pigneratitio datur. Si nomen pecuniarium fuerit, exactam pecuniam secundus creditor secum pensabit; si vero corporis alicujus, id quod acceperit erit illi pignoris loco, idque distrahere poterit. In pignore nominis actio non est *in rem*, sed utilis *in personam*.

4° *Vectigale prædium*, et superficiarum : ita tamen ut potior causa sit domini soli, si non solvatur ei solarium.

5° Etiam *pignus* a creditore pignori obstringi potest. Hoc autem *subpignus* non consistit, nisi in quo consistit primum. Quatenus utraque pecunia debetur, pignus secundo creditori tenetur, et tam exceptio, quam actio utilis ei danda est. Et secundus creditor rem pignoratam sibi quoque æque distrahere poterit, ac potuisset is qui illi pignori dedit. Soluto autem debito pro quo primum constitutum fuit pignus, ante distractionem factam, utrumque pignus evanescit.

Quæ nondum sunt, sed futura sunt, hypothecæ dari possunt, ut fructus pendentes, partus ancillæ, fœtus pecorum. Sed oportet rem ex qua hæ nascentur, in bonis debitoris esse, tempore conventionis. Statuliber quoque oppignerari potest.

Quædam res pignori dari non possunt, sicut res divini juris, litigiosæ, dotale prædium.

IV. QUAS RES COMPLECTATUR PIGNUS.

Pignus est generale aut speciale. — Si speciale pignus contrahatur, necesse est rem ipso tempore conventionis in bonis debitoris fuisse. Quæ ex re pignorata nascuntur, apud eum qui eam obligavit, vel apud hæredem ejus, ut fructus, partus ancillæ, et ea quæ rei accedunt, veluti alluvione, aut uniuntur et consoliduntur, sequi debent causam pignoris. Jus soli sequitur ædificium. Si res minoris est quam debetur de fructibus exstantibus, et etiam ante litem contestatam perceptis, arbitrari debet judex. Attamen, servo pignori dato, peculium ejus pignoris jure non tenetur, nisi hoc inter contrahentes convenerit.

In pignore eorum quæ in universitate quadam rerum sibi succedentium consistunt, sicut gregis aut tabernæ, quæ prioribus succedunt, in causam pignoris cadunt.

In generali hypotheca, quidquid debitor in bonis habet, habiturusve est, obligatur. Justinianus constituit ut, licet qui omnes res suas pignori dedit, non expresse dixerit tam præsentes quam futuras, tamen jus generalis hypothecæ, etiam ad futuras res producatur. Sed in hac obligatione generali rerum, ea quæ ex bonis debitoris non fuerunt, sed postea ab hærede ejus, ex alia causa, adquisita sunt, vindicari non possunt a creditore. Ea quoque non continebuntur in pignore, quæ verisimile est quemquam specialiter obligaturum non fuisse, ut puta supellex et vestis et si quæ aliæ res sunt hujus modi.

Si debitor, consentiente creditore, pignus vendiderit, et postea eadem res ad debitorem revertatur ex causa nova, rursus non comprehendatur in generali pignore futurarum rerum, quia, ait Justinianus, creditor jus suum respuit.

V. QUO MODO PIGNUS CONSTITUATUR.

Olim debitor rem creditori mancipabat fiduciæ causa, ut eam, post omnis pecuniæ exsolutionem, mancipanti remanciparet, dominium penes creditorem erat: contractus pignoris, quod re contrahitur, solam possessionem ad tempus creditori transfert; hypotheca autem sine traditione, sed nuda conventione constituitur, nec ad rem pertinet quibus fit verbis, nam et sine verbis omnino recte pignus contrahitur, puta per epistolam, nec attenditur an signata fuerit epistola, nec an dies et consul fuerit adjectus. Testamento quoque pignus constitui potest.

Est quoddam pignus quod prætorium nuncupatur, quum magistratus in bona debitoris creditorem mittit. In hoc pignore Justinianus dedit recuperationem creditori, quocumque modo possessionem amittat. Quum in executione rei judicatæ, ab executoribus litium capitur, ex auctoritate prætoris, pignus *in causa judicati captum* dicitur. Sciendum est ubi jussu magistratus pignus constituitur, non alias constitui, nisi ventum fuerit in possessionem.

In quibusdam causis pignus ex lege nascitur, et tacitum vocatur, quasi id tacite convenerit. Plures species recensentur, in quibus hoc tacitum pignus speciale est.

1º In prædiis rusticis, fructus qui ibi nascuntur, tacite intelliguntur pignori esse domino fundi locati, etiam si nominatim id non convenerit.

2º Quæ in prædia urbana *invecta*, *illata*, *inducta* sunt, pignori sunt locatori. In rusticis prædiis contra observatur, invecta et illata non sunt obligata domino, nisi pignoris conventio facta sit, et tunc pignus non ex conventione nascitur, sed ex eo quod res inductæ sunt.

Notandum est, non omnia illata vel inducta pignori esse, sed ea sola quæ, ut ibi sint perpetuo, illata fuerint. Et obligata erunt, in quod is cujus ea sunt, actione locati ipse tenetur, igitur non solum pro pensionibus, sed etsi deteriorem habitationem fecerit culpa sua inquilinus. Si conductor mihi partem ædium locavit, plane in eam duntaxat summam invecta mea tenebuntur, in quam cœnaculum conduxi; sed si gratuitam habitationem mihi præstiterit, invecta domino insulæ pignori non erunt. Hujus modi pignus libertati non officit. Hoc pignus olim tacite contrahebatur duntaxat in locatione ædium quæ in utraque Roma, et in continentibus ædificiis erant, aut in earum territorio. Sed Justinianus ad provincias porrigi voluit.

3° Creditor qui ob restitutionem ædificiorum credidit, in pecunia credita, pignus tacitum et etiam privilegium habet, ex senatusconsulto quod sub Marco imperatore factum est. Quod pignus ad eum quoque pertinet qui redemptori, domino mandante, pecuniam subministravit.

4° Habent quoque pupilli jus taciti pignoris in rebus quæ ex ipsorum pecunia emptæ sunt.

5° Ex constitutione Justiniani, tacita datur hypotheca legatariis et fideicommissariis in bonis defuncti.

In sequentibus speciebus, pignus tacitum generale est.

1° Fiscus semper habet jus tacitum pignoris : universa bona eorum qui censentur pro tributis, et bona eorum qui cum fisco contrahunt, pignoris titulo obligantur.

2° Pro officio administrationis tutoris vel curatoris, bona vice pignorum, ex constitutione Constantini tenentur. Et quum mater quæ liberorum suorum tutelam susceperat, ad secundas nuptias transit, nec petit tutorem liberis suis, bona mariti ejus tacite obligantur ratiociniis tutelæ.

3° Tacite quoque bona patris sunt obligata liberis, quos in potestate habet, pro conservatione bonorum materni generis, quæ ad ipsos pertinent.

4° Tacita datur hypotheca marito pro solutione dotis, in bonis debitoris.

5° Item uxori pro restitutione dotis et propter nuptias donationis, in bonis viri.

VI. QUIS PIGNUS DARE POSSIT.

Hi ad quos res pertinet, eam pignori dare possunt : sed ita et quatenus de rebus suis disponendi facultatem habent, pupillus sine tutoris auctoritate hypothecam dare non potest. Si tamen ab eo qui publiciana uti potuit, quia dominium non habuit, pignori creditor accepit, eum tue-tur per Servianam prætor. Filius familias et servus et hi qui jus habent rei administrandæ, possunt, ex his causis quæ fines ipsorum administrationis non egrediuntur, eam pignori dare ; quod tamen in procuratore ita procedit, si ei mandatum fuerit.

Debitor ad quem res nullatenus pertinet, non potest eam pignori dare ; nisi consensus domini accedat : si tamen rem alienam obligavit, soluta pecunia potest pignoratitia ex-periri. Sed etsi nesciente domino res ejus hypothecæ data sit, et postea ratum habuerit, pignus valebit, et retro re-currit ratihabitio ad illud tempus quo convenit. Aliena res tamen utiliter potest obligari, si debitori debita sit, aut sub hac conditione, *si debitoris facta fuerit.* Si quis rem alienam pure pignori dedit, et deinde dominus ejus rei esse cœpit, datur utilis actio hypothecaria creditori, si modo ignoravit rem alienam esse. Item, si hæres exstitero debitori qui rem meam, ignorante me, creditori suo pi-gnori obligaverit, ex post facto, pignus directo quidem non convalescit, sed utilis hypothecaria dabitur creditori.

Per extraneam personam pignoris obligatio plerumque non adquiritur.

Ex die conventionis hypotheca bona debitoris afficit.

VII. QUIS SIT PIGNORIS EFFECTUS.

I. *De jure debitoris in re pignorata.* Pignus in dominio manet debitoris. Hinc,

1º Jus utendi fruendi ad debitorem pertinet; si creditor pignore utatur, furtum committit; percepti autem fructus ex pactione imputantur in debitum. Sed est pactum, quo convenit ut creditor pro pecuniæ debitæ usuris, fructus omnes rei pignoratæ habeat. Hæc autem conventio etiam citra pignus fieri potest, et proprium quoddam negotium constituit, scilicet ἀντίχρησις. Tunc creditor retinet pos-sessionem rei *pignoris loco,* donec illi pecunia solvatur, quum in usuras fructus percipiat; et si amiserit possessionem, solet *in factum* actione uti. Aliquando etiam tacita est ἀντίχρησις, nam Paulus ait, potest creditor de fructibus rei sibi pignoratæ, ad modum legitimum usuras retinere, etsi debitor gratuita pecunia utatur.

2° Debitor rem pignoratam vindicare interdum potest, et donare et legare, et rursus pignori dare, et servitutem in prædio imponere, et pignus vendere, nisi a creditore pactum sit, *ne liceat debitori hypothecam vendere*, sed si, non interveniente creditore, res venierit, manet causa pignoris, quia cum sua causa transeat res emptori.

3° Quidquid pignori commodi, sive incommodi fortuito accessit, id ad debitorem pertinet.

II. *De jure creditoris in re pignorata.* Olim furti se obligabat creditor qui pignus distrahebat, quum de vendendo pignore nihil convenisset. Sed Ulpianus dixit, etsi non convenerit de distrahendo pignore, hoc tamen jure utimur ut liceat distrahere. Pignus igitur creditori tribuit, jus possidendæ rei pignoratæ atque etiam distrahendæ. Secundus autem creditor, non potest distrahere rem pignoratam, titulo pignoris, nisi dimisso primo creditore.

Ut supra dicitur, pignus pignori dari potest. Creditores in possessionem missi, interdictis uti non possunt et merito, quia non possident, custodiunt tantum et administrant : In pignore autem quod conventione constituitur, creditor possidet ad interdicta, et retentionem habet usque ad omnis pecuniæ debitæ exsolutionem, et etiam pecuniæ quæ sine pignore debetur, ex rescripto Gordiani imperatoris; sed hoc jus retentionis ob chirographariam pecuniam, nulli alii objici potest, nisi debitori et hæredi ejus, in secundo creditore locum non habet, nec necessitas ei imponitur chirographarium etiam debitum primo creditori offerre.

Si nundum dies solutionis venit, medio tempore creditor persequi *pignus* potest, quia sua interest. Et si præsens sit debitum, hypotheca vero sub conditione, recte agatur ante conditionem hypothecaria, et arbitrio judicis, cautiones interponendæ sunt. Rei pignoratæ fructus percipere debet creditor, hinc prædia locare potest, et ipso debitori,

tunc per locationem retinet possessionem. Potest et precario debitor re sua uti. Si dominus fundi usumfructum pignori dedit, creditor, fructus ante diem solutionis perceptos, non habet, sed eos tantum distrahere potest. Frequens olim fuit in pignoribus lex commissoria, sed prohibita est a Constantino. Ex lege commissoria distinguendum est pactum maxime licitum, quo convenit ut, ad diem non soluta pecunia, res pignorata creditoris fiat, non simpliciter, sed justo pretio tunc æstimanda.

3° *De distractione pignorum.* — Si creditor rem non teneat, eam Serviana actione primum persequi debet ; possessione adepta, pignus absque magistratus auctoritate, ipse distrahere potest.

Hoc tantum requiritur, ut debitorem certiorem faciat, et rem gerat bona fide. Olim ter ante denuntiare debitori suo debebat, ut pignus luat ne a se distrahatur ; Justinianus autem sancivit ut si nihil de forma distrahendi pignoris convenit, licentia sit creditori, ex una denuntiatione, et post biennium ex quo attestatio missa est, vendere. Sed si creditor *de distrahendo pignore* cum debitore pactum interposuit, statim pignus distrahere potest, si pecunia soluta non sit.

Si creditor, invito debitore, pignus suum comparaverit, emptio non videtur. Item si per suppositam personam comparaverit. Post distractionem, tradere debet possessionem emptori, si non possidet, jus suum cedere debet. Non tenetur autem ob evictionem emptorem defendere. Quod si accepit jam pecuniam ex pretio rei pignoratæ, jure cogetur ut superfluum debitori aut secundo creditori restituat. Pignore recte distracto, post debitor emptori pretium offerens, vel creditori quod debuit, evincere non potest, emptor enim dominium habet.

Creditori permittitur, ex pignoribus quibus velit distractis, ad suum commodum pervenire : si tamen aliæ res specialiter, aliæ generaliter obligatæ fuerint, ab his quæ specialiter tenentur, incipiendum est.

Si postquam creditor pignus proscripsit, nullus emptor inveniatur, solet a principe impetrare ut illud jure dominii ipse retineat. Justinianus autem constituit ut, antequam creditor hujus rei obtinendæ gratia principem adeat, hoc debitori denuntiet. Rei autem quæ jure dominii habenda conceditur, æstimatio a judice fieri debet, liberaturque debitor usque ad summam qua res fuerit æstimata : quod si pluris esset quam quod debetur, id quod pluris est, creditor deberet ipsi refundere. Excidit etiam creditor ab hoc beneficio, si debitor intra biennium, id quod debet, creditori obtulerit.

4° *De actione hypothecaria.* — Primus Servius quidam prætor actionem dedit in rem, ad persecutionem pignoris quod locatoribus prædiorum rusticorum constitutum est in invectis et illatis.

Postea ad ejus exemplum, ad cæterorum pignorum persecutionem utilis Serviana, seu hypothecaria data est. Quæ interdum etiam pignoratitia nuncupatur. Non tamen confundenda est cum actione in personam pignoratitia. Pignoris persecutio in rem est : datur adversus quemvis rei obligatæ possessorem, vel eum qui dolo aut culpa desiit possidere. Si prior creditor possideat rem, et alius vindicet hypothecaria actione, hæc exceptio priori utilis est, *si non mihi quoque pignori hypothecæve nomine sit res obligata.* Si secundo creditore possidente, prior creditor vindicet, et ille excipiat, *si non convenit ut sibi sit res obligata,* hic replicabit, *si non mihi* ANTE *pignori nomine sit res obligata.* Sed posterior creditor ab omni possessore rem pignoratam auferre poterit, præter priorem creditorem et eum qui ab eo emit. Per Servianam actionem, possessionem apprehendat usque ad pignoris distractionem.

Adversus extraneos, creditor probare debet *rem fuisse in bonis debitoris quum pignus contraheretur.* Postquam rem pignoris jure sibi teneri probaverit, interloquitur judex ut rem ei possessor restituat, aut debitum solvat. Si ille, post arbitrium judicis, nec restituat, nec creditori satisfaciat, condemnatio sequitur. Sed aliter adversus ipsum debitorem, aliter adversus quemvis possessorem lis æstimanda erit : nam adversus debitorem, non pluris quam quanti debet, quia non pluris creditori interest, adversus cæteros possessores, etiam pluris. Et quod amplius debito consecutus creditor fuerit, restituere debet debitori pignoratitia actione. In jure ante-Justinianeo, in creditoris arbitrio erat agere personali aut hypothecaria actione.

Jus pignoris per præscriptionem longi temporis excludi potest. Ex constitutione Theodosii II, quo casu præscriptio longi temporis prodesse non potest, puta propter defectum tituli, introducta est præscriptio trigenta annorum, quæ, sicut cæteræ actiones, ita etiam hypothecaria actio excludi possit, scilicet a tertio possessore, non etiam ab ipso debitore. Ex constitutione Justini, etiam ipso debitor hypothecariam actionem præscriptione excludere potest, non triginta, sed quadraginta annorum. Offeruntur demum creditori, interdicta ad retinendam aut recuperandam possessionem : et præterea locatori prædiorum rusticorum Salvianum interdictum, quod adversus quemlibet possidentem res coloni instituitur.

5° *Qui potiores in pignore habeantur.* — Potiori creditori, sed illi soli potestas pignoris vendendi data est. Potior est in pignore, qui prius accepit hypothecam , et nihil refert utrum conventio sit pura, an in diem, aut etiam sub conditione, si modo ea conditio sit, quæ invito debitore impleri possit. Inde regula, *qui est prior tempore, potior est jure.* Nec refert etiam ad prioritatem generalis an specialis sit hypotheca, aut quis prior convenerit de hypotheca vendenda, aut cui priori tradita, sed duntaxat inspicitur quis prior de hypotheca constituenda convenerit. Hæc prioritas attenditur etiam in pignoribus, quæ, non jure constituta, utilem tamen actionem parit, scilicet inter eos qui ab eodem non domino pignus acceperint.

Creditor tempore prior jus suum probare potest ex scriptura privata , nisi posterior instrumentum publice confectum habeat, vel quasi publice confectum , si forte trium probatæ opinionis testium attestatione fuerit munitum.

Si pluribus res *simul* pignori detur, singuli in solidum, adversus extraneos, Serviana utentur; inter creditores autem, melior est causa possidentis ; dabitur enim possi denti hæc exceptio : *si non convenit, ut eadem res sibi quoque pignori esset.* Si nemo eorum possidet, æqualis omnium causa est, secundum regulam, *qui in pignore concurrunt tempore, concurrunt jure.* Si primo., et postea secundo creditori omnes res suas obligavit debitor, utrumque creditorem in re postea adquisita concurrere putat Papinianus, quia concurrunt tempore.

Inter plures creditores in possessionem missos, non attenditur quis missus prior fuerit.

Regula prior tempore, potior jure, quasdam exceptiones patitur, nam quidam creditores, quamvis tempore in pignore posteriores, tamen ex sui pignoris causa potiores sunt :

1° Fiscus præfertur cæteris creditoribus quibuscum concurrit tempore.

2° Mulieres tacitam pro dotis repetitione hypothecam, et præferuntur creditoribus hypothecariis mariti, quamvis tempore antiquioribus, ex constitutione Justiniani. Hypotheca secundæ conjugis postponitur hypothecæ quam prior conjux ejusve liberi habeant.

Sed hypotheca mulieris postponitur hypothecæ ejus, cujus ex pecunia militia comparata est.

3° Posterior creditor potior est priore, si quod credidit in rem ipsam comparandam, vel reficiendam, vel conservandam impensum est, *quia totius pignoris causam salvam fecit,* si modo hanc rem ei pignori esse specialiter obligatam statim convenit; hæc enim conventio necessaria est ut res sit illi pignori nexa, nisi tacitum pignus habeat, sicut pupillus cujus ex nummis res fuerit comparata, et qui ob restitutionem ædificiorum credidit.

Sic quædam hypothecæ cæteris licet antiquioribus præferuntur, sed eos qui acceperunt pignora, quum in rem actionem habeant, privilegiis omnibus, quæ personalibus actionibus competunt, præferri constat.

6° *De his qui in priorum creditorum locum succedunt.* — 1° In pignus prioris creditoris succedit, is cui ipse creditor jus sui nominis cessit. Pignus ad extraneum qui solvit citra cessionem, non transfertur. Et si qualiscunque possessor solvit, compellendus est creditor ad cedendas actiones.

2° Qui pecuniam debitori credidit, ut priori creditori solvatur, ea lege ut in pignus hujus prioris succedat, solutione facta, in jus hujus succedit, mediis creditoribus præfertur in ea quantitate quam superiori exsolvit.

3° Eum qui a debitore prædium obligatum comparaverat tuebatur prætor, quatenus ad priorem creditorem ex pretio pecunia pervenit.

4° Potest posterior creditor, offerendo priori quod ipsi debelur, in jus ejus succedere, etiam invito priore creditore et quanquam ad hoc nihil cum debitore pactum fuerit.

Si posterior creditor (vel fidejussor), soluta pecunia, pignora susceperint, recte eis offertur, quamvis emptionis titulo ea tenuerint, nam intelliguntur pecuniam dedisse, non tam adquirendi dominii, quam servandi pignoris causa. Et etiam si debitor, non interveniente creditore, pignus vendiderit, ejusque pretium priori creditori solverit, emptori poterit offerri. — Sed quum prior creditor pignus jure vendidit, posteriori creditori non superest jus offerendæ pecuniæ, et emptor de proprietate vinci non potest. Quum posterior creditor, oblata priori pecunia, in locum ejus successerit, ob pecuniam solutam et creditam venditionem recte facit.

Offerre sufficit illud debitum pro quo prior creditor antecedit, non quod ex alia causa debeatur. Qui priori creditori succedit, usurarum quas solvit usuras à debitore non consequitur, non enim negotium debitoris gessit.

Interdum quis ipse sibi in suum locum succedat, si forte prior creditor, novatione facta, eadem pignora accepit.

VIII. QUIBUS MODIS JUS PIGNORIS SOLVITUR.

Pignus hypothecave solvitur :
1° Rei interitu ; mobilis res specilialiter pignorata, interiisse intelligitur, si in speciem aliam transiit : quod si rei potius aliquid accessit aut decessit, quam ipsa in aliam speciem transiit, pignus durat ; et si res soli hypo-

thecæ data, postea permutata fuerit, æque hypothecaria actio competit.

2º Quum conventio pignoris sub conditione aut ad diem facta fuerit, et conditio defecerit aut dies venerit:.

3º Resoluto jure ejus qui pignus constituit ; si tamen jus ejus qui rem obligavit, ex causa necessaria et jam existenti tempore quo pignus constitutum est, resolvatur. Nam si hoc jus resolvatur novo et voluntario aliquo ipsius facto, pignus non solvatur.

4º Quum creditor fit ipse dominus rei, at confusione cessante, pignus renascitur.

5º Si discedatur creditor a pignore, quod expresse vel tacite fieri potest. Quum prior creditor alii rem obligari concessit, jus suum pignoris remisisse videtur, est tamen facti quæstio agitanda, quid actum sit, utrum ut discedatur ab hypotheca in totum, an ut ordo servetur, et prior creditor secundo loco constituatur. Si creditor qui jus alienandi habet, permittit rem venire, pignus dimittit, nisi salva pignoris sui causa consensit. Sed etsi non concesserat pignus venumdari, sed ratam habuit venditionem, idem erit dicendum. Si tamen venditio facta sit a debitore vel ab hærede ejus, nam si non venierit, non est satis ad repellendum creditorem quod voluit venire. Et venditione facta et postea resoluta, in pristinam causam res redit, pignus ad creditorem, sicut dominium ad debitorem. Non videtur effectus venditionis secutus, si leges circa tempus, conditiones, speciemve alienationis a creditore dictas, debitor non servaverit, item si simulata fuerit emptio, venditio, quod præsumitur, si possideat rem debitor, nisi nova causa appareat ex qua possideat. Venditionis autem appellationem accipimus generaliter, id est pro quavis obligationis specie. Liberatio pignoris non pro donatione, debitori facta, habetur, unde ex inutili remissione debiti, colligi potest utilis pignoris remissio.

6º Quum longi temporis possessio adquisita est tertio possessori.

7º Quum obligatio extincta est ipso jure aut exceptionis ope, aut satisfactum fuit creditori : actio judicati pro

satisfactione non est, quia suas conditiones habet hypothecaria actio.

8° Quum prior creditor recte pignus distrahit. Si tamen jus obligationis vendiderit et pecuniam acceperit,
tunc pignus non liberatur, quia pretii loco id accipitur,
non solutionis nomine.

FINIS.

DROIT FRANÇAIS.

Code civil, liv. 3, tit. 18, chap. 5, 6, 7. 8 et 9, art. 2157 à 2203.

DES PRIVILÉGES IMMOBILIERS ET DES HYPOTHÈQUES QUANT AU DROIT DE SUITE.

La sanction principale d'une créance consiste dans le droit de saisir les biens du débiteur ; ces biens sont donc le gage du créancier. Mais cette affectation n'est pas une garantie solide, elle laisse au débiteur le droit absolu d'aliéner, de s'obliger de nouveau, d'anéantir ainsi les sûretés de la créance. On a paré à cet inconvénient, en permettant de convenir que le droit du débiteur, sur ses biens, serait restreint au profit du créancier, et que celui-ci aurait aussi un droit absolu pour méconnaître toute disposition qui lui serait nuisible.

Ce droit réel, dont le nom révèle l'origine grecque, est *l'hypothèque.* Elle fut introduite à Rome par le préteur Servius, et admise dans nos coutumes. La maxime, *en fait de meubles, la possession vaut titre,* amena une innovation utile ;

les meubles n'eurent plus *de suite* par hypothèque. La législation intermédiaire fit disparaître les dangers de l'hypothèque occulte et générale; elle offrit une grande sécurité au crédit privé, en soumettant la transmission des droits réels à une publicité complète. — Le Code civil a innové sous ce rapport, mais d'une manière qui fait désirer le retour aux principes salutaires de la loi antérieure.

L'hypothèque, avons-nous dit, est un droit réel; il en résulte : 1° Que, dans la distribution du prix des biens du débiteur, le créancier hypothécaire peut se faire payer, suivant son rang, au préjudice des créanciers ordinaires : il a un *droit de préférence*; 2° Que les aliénations faites par le débiteur, ne peuvent pas lui nuire : il a le droit de saisir son gage sur tout possesseur, quel qu'il soit, et de le faire vendre, comme s'il était resté dans la fortune du débiteur. Nous n'avons à nous occuper que de ce deuxième effet de l'hypothèque; on le distingue sous le nom de *droit de suite*. Les priviléges immobiliers étant de véritables hypothèques légales favorisées, rentrent aussi dans notre matière du droit de suite.

Nous verrons successivement :

1° les conditions requises pour exercer le droit de suite ;

2° Les démembremens de la propriété qui peuvent donner lieu au droit de suite ;

3° Les effets de ce droit contre le tiers détenteur, et les divers partis qu'il peut prendre ;

4° Les exceptions qu'il peut opposer à la poursuite hypothécaire ;

5° La perte du droit de suite par la purge ;

Et 6° par les autres modes d'extinction des priviléges et hypothèques.

PREMIÈRE PARTIE.

CONDITIONS REQUISES POUR L'EXERCICE DU DROIT DE SUITE.

Il ne suffit pas d'avoir un privilége ou une hypothèque pour pouvoir exercer le droit de suite contre les tiers détenteurs; il faut, de plus, avoir rendu son droit public par une inscription.

A quelle époque faudra-t-il que cette inscription ait été faite?

Sur ce point, le Code de procédure est venu modifier le Code civil. D'après l'art. 2166 C.c., la simple hypothèque devait être inscrite avant l'aliénation. Il n'y avait d'exception que pour les hypothèques légales des femmes mariées, des mineurs et interdits qui existent indépendamment d'inscription. Aujourd'hui, d'après l'art. 834 du Code de procédure, l'hypothèque peut n'être inscrite qu'après l'aliénation, et même dans la quinzaine après la transcription de l'acte d'acquisition.

Cette réforme du Code civil a été faite pour remédier aux graves inconvéniens de l'art 2166, et aussi dans le but de rétablir la formalité de la transcription, et de satisfaire aux exigences du fisc.

Les hypothèques légales, autres que celles mentionnées dans l'art. 2135, doivent être inscrites dans le délai de l'art. 834 pr., nonobstant le texte de cet article.

Quant aux priviléges, le texte de l'art. 2166 n'exigeait pas qu'ils fussent inscrits avant l'aliénation; il est impossible d'admettre, cependant, que l'intention du législateur ait été qu'ils aient le droit de suite sans aucune publicité; nous pensons qu'avant le Code de procédure, l'inscription prise, conformément aux art. 2106 et suivans, conservait en même temps, et le droit de préférence et le droit de suite; mais depuis l'art. 834 pr., tous les priviléges, sans exception, doivent être inscrits avant l'expiration de la quinzaine de la transcription.

Ainsi les priviléges généraux de l'art. 2101, dispensés d'inscription à l'égard des autres créanciers hypothécaicaires, doivent être inscrits dans ce délai, pour pouvoir être opposés aux tiers acquéreurs. C'est un cas remarquable, où le droit de préférence peut survivre au droit de suite.

Il est certain que le privilége du vendeur, inscrit dans le délai de l'art. 834, a toute la publicité désirable à l'encontre des nouveaux acquéreurs.

Le copartageant qui ne s'est pas inscrit dans la quinzaine de la transcription conserve son droit de préférence en s'inscrivant dans les soixante jours du partage ; c'est encore un des cas rares où la perte du droit de suite n'entraîne pas celle du droit de préférence.

Depuis la loi du 11 brumaire an VII, l'ouvrier a toujours dû s'inscrire avant le commencement des travaux ; il est impossible de concevoir une publicité plus satisfaisante sous tous les rapports.

Nous ne pensons pas que les créanciers et légataires qui demandent la séparation des patrimoines aient le droit de suite; ils n'ont pas, à proprement parler, un privilége. Art. 880 et 2103 du Code civil.

Les créanciers hypothécaires et privilégiés ne jouissent de la faculté de s'inscrire dans le délai de l'art. 834 que dans le cas d'aliénations volontaires; peu importe que ces aliénations aient lieu à l'amiable, ou en justice dans l'intérêt des propriétaires. Dans les cas de ventes forcées sur la saisie immobilière, l'adjudication purge toutes les hypothèques, en ce sens que les créanciers retardataires ne peuvent plus s'inscrire ; l'art. 2166 s'applique sans aucune modification.

Après l'expropriation pour cause d'utilité publique, tout créancier a perdu le droit de suite, mais les priviléges et les hypothèques, même celles des femmes mariées, des mineurs et des interdits, doivent être inscrits dans la quinzaine de la transcription du jugement d'expropriation, sous peine de perdre le droit d'exiger que l'indemnité soit fixée par le jury. Art. 17 de la loi du 6 mai 1841.

DEUXIÈME PARTIE.

DÉMEMBREMENS DE LA PROPRIÉTÉ QUI PEUVENT DONNER LIEU AU DROIT DE SUITE.

Le créancier légalement inscrit, suit l'immeuble en

quelques mains qu'il passe. Il en est de même en cas d'a-
liénation partielle, car l'hypothèque est indivisible, elle
frappe chaque partie de l'immeuble, quelque minime
qu'elle soit, pour la sûreté de toute la créance ; mais si
le propriétaire de l'immeuble grevé n'aliène que des démembremens de la propriété, le créancier hypothécaire a-
t-il le droit de suite ? S'il aliène un droit d'usufruit, le
créancier dont la créance est échue a certainement le
droit d'exproprier l'acquéreur, puisque l'usufruit est su-
ceptible d'être vendu aux enchères publiques. Art. 2204.
— Il faut décider autrement à l'égard des droits d'usage et
d'habitation, parce qu'ils ne sont pas cessibles, et des
servitudes réelles, qui le plus souvent ne peuvent avoir
d'utilité que pour un seul fonds voisin; ces droits ne sont
pas susceptibles d'expropriation forcée, mais le créancier
peut les méconnaître, et faire vendre l'immeuble libre.

Il ne peut suivre les immeubles par destination qui
viennent à être mobilisés. Art. 2119.

Les baux de plus de neuf ans qui n'ont pas acquis date
certaine, avant la sommation de délaisser ou de payer,
peuvent être annulés à la requête des créanciers, ou de
l'adjudicataire. Art. 684 pr.

Les cessions de fruits, à titre d'antichrèse, postérieures
au droit d'hypothèque, ne peuvent y porter atteinte. Art.
2091.

TROISIÈME PARTIE.

EFFETS DU DROIT DE SUITE CONTRE LE TIERS DÉTENTEUR ; DIVERS PARTIS QU'IL PEUT PRENDRE.

L'aliénation d'un immeuble hypothéqué, faite par le
débiteur, restreint les droits des créanciers privilégiés et
hypothécaires sous certains rapports ; l'acquéreur, cependant, peut être poursuivi comme détenteur; il est débiteur *propter rem*, l'immeuble sera saisi sur lui s'il ne paie
pas ; mais il n'est pas débiteur personnel, il ne peut être
inquiété sur ses autres biens. Pour éviter l'expropriation,
et même pour conserver la propriété qu'il a acquise, le

détenteur peut prendre divers partis : 1° purger; 2° payer tous les créanciers inscrits à mesure qu'ils se présentent, ou seulement jusqu'à concurrence de son prix, et dans leur ordre d'hypothèque; 3° délaisser l'immeuble.

I. *Expropriation.* — Voyons d'abord le cas où le tiers détenteur se laisse faire, se résigne à subir l'expropriation; c'est la seule obligation que la loi lui impose. — Le créancier hypothécaire, avant toutes poursuites, doit faire commandement au débiteur d'accomplir son engagement, art. 2217; il doit en outre faire sommation au tiers détenteur de payer ou de délaisser, pour faire courir à son égard les délais de la purge; dans l'ancien droit, il aurait fallu dire sommation de délaisser ou de payer, mais aujourd'hui, le tiers détenteur ne peut pas plus être condamné à délaisser qu'à payer, nous n'avons plus l'action hypothécaire du droit romain et de l'ancien droit français.

Si le tiers détenteur ne purge, ne paie, ni ne délaisse, le créancier a le droit, après l'expiration de trente jours, soit depuis le commandement, soit depuis la sommation, suivant que l'un ou l'autre de ces actes a été signifié en dernier lieu, de faire saisir l'immeuble hypothéqué, et de le faire vendre en justice, selon les formes prescrites au Code de procédure, au titre de la saisie immobilière, art. 673 et suivans.

Effets de l'expropriation. L'adjudication opère la résolution de la propriété acquise par le tiers détenteur. Les servitudes et autres droits réels qu'il avait sur l'immeuble avant son acquisition, et qui avaient été éteintes par confusion, renaissent à son profit. — La résolution n'ayant eu lieu que dans l'intérêt des créanciers privilégiés et hypothécaires, et nullement dans celui de l'aliénateur, les hypothèques consenties par l'acquéreur dépossédé ne sont pas anéanties, elles sont colloquées à leur rang d'inscription, après le paiement intégral des créances hypothécaires des précédens propriétaires.

Le tiers détenteur exproprié doit tenir compte aux créanciers privilégiés et hypothécaires de toutes les détériorations qui sont survenues à l'immeuble par son fait ou par sa négligence. Il a dû savoir qu'il n'acquérait qu'une propriété résoluble, et qu'il devait, par conséquent, veiller à la conservation de l'immeuble, comme étant éventuellement la chose d'autrui. Dans l'ancien droit, le tiers détenteur n'était tenu des dégradations qu'à partir de la demande en délaissement, parce qu'alors toutes les hypothèques étaient occultes.

Il doit aussi les fruits de l'immeuble hypothéqué à compter du jour de la sommation qui lui est faite de payer ou de délaisser. Jusque-là il a pu croire raisonnablement que le débiteur paierait, et qu'il serait affranchi de la poursuite hypothécaire; mais la sommation le constitue en quelque sorte possesseur de mauvaise foi vis-à-vis des créanciers.

Si les poursuites ont été discontinuées pendant trois ans, le tiers détenteur ne doit la restitution des fruits qu'à partir de la nouvelle sommation qu'on est tenu de lui faire, quoiqu'il n'ait pas demandé la péremption. — Les fruits échus ou perçus sont immobilisés dès le jour de la sommation, c'est-à-dire que leur prix est distribué par ordre d'hypothèque.

De son côté, le tiers détenteur a le droit de répéter le montant de ses dépenses nécessaires, jusqu'à concurrence de la valeur de l'immeuble, et le montant de ses dépenses utiles, jusqu'à concurrence de la plus-value. Il n'a aucun recours pour les dépenses voluptuaires; mais on lui accorde le droit de reprendre les objets d'agrémens qui peuvent être enlevés sans causer de dégradation. — Le principe de la matière est que les créanciers hypothécaires ne doivent pas s'enrichir à ses dépens.

D'après les principes généraux, le tiers détenteur aurait le droit de retenir l'immeuble hypothéqué, jusqu'au paiement de ce qui lui est dû. Mais ici il faut admettre une exception dans l'intérêt des créanciers hypothécaires, l'exercice de leur droit ne doit pas être paralysé par le fait d'autrui. Pothier enseigne que le tiers détenteur venait se faire payer à l'ordre par *privilége,* aujourd'hui, nous ne pouvons pas dire qu'il ait un privilége proprement dit, ce-

pendant le droit de distraction que personne ne lui refuse
est une cause de préférence.

Le tiers détenteur exproprié peut avoir divers recours à
exercer, suivant l'espèce de son acquisition. S'il est acheteur, échangiste, s'il a reçu l'immeuble en dot ou en paiement, il a un recours en garantie, tel qu'il est réglé au
titre de la vente, art. 1626 et suivans. De plus, il a un
recours, comme gérant d'affaire, contre le débiteur personnel, qui peut être un autre que l'aliénateur. Mais s'il
a acquis à titre gratuit, par donation entre vifs ou testa-
mentaire, il n'a que l'action de gestion d'affaire, contre
le débiteur, quel qu'il soit.

II. *Purge.* — Nous avons dit que le tiers détenteur qui
veut éviter les désagrémens d'une saisie immobilière faite
sur lui, peut opter entre divers partis, dont le plus sûr est
la purge. Dans ce cas, il est obligé de payer tous les créanciers inscrits en ordre utile, jusqu'à concurrence de son
prix d'acquisition, sans aucune distinction entre les créances exigibles ou non. La purge étant une cause d'extinction des hypothèques, nous en traiterons plus loin, sous
la rubrique : *De la perte du droit de suite*, dans notre cin-
quième partie.

III. *Le tiers détenteur paie.* — Si le tiers détenteur, pour
éviter l'expropriation, prend le parti de payer les créanciers hypothécaires, il jouit des termes et délais accordés
au débiteur. Il ne peut être poursuivi avant l'époque de
l'exigibilité indiquée dans l'inscription, suivant l'art. 2148
4°, lors même que le débiteur aurait perdu le bénéfice du
terme, d'après l'art. 1188.

Ou le tiers acquéreur paie toutes les créances hypothécaires, à quelque somme qu'elles s'élèvent, capitaux et intérêts dus hypothécairement, et alors personne ne peut
avoir à se plaindre que lui; ou bien il ne paie que son
prix aux créanciers les premiers en rang, alors il est subrogé aux droits de ces créanciers, aux termes de l'art.
1251 2°. Il reste, il est vrai, exposé aux poursuites des
créanciers postérieurs, il peut être exproprié par eux, mais
il les primera dans l'ordre sur le prix de l'adjudication,

et c'est sous ce rapport que la subrogation lui est utile.

L'acheteur qui a déjà payé son prix au vendeur et qui paie encore les dettes hypothécaires pour conserver l'immeuble, est subrogé légalement aux droits des créanciers payés, en vertu de l'art. 1251 3°. En cas d'insolvabilité du débiteur, il a son recours contre la caution pour le tout, et contre chacun des autres tiers détenteurs d'immeubles hypothéqués à la même dette, pour une part proportionnelle à la valeur de chacun des immeubles comparée au montant des dettes payées.

IV. *Délaissement.* — Il est possible que le tiers détenteur ait perdu la faculté de purger, et qu'il préfère subir l'éviction plutôt que de payer même son prix. La loi lui accorde encore le droit de se soustraire au fâcheux effet d'une expropriation faite sur lui, il peut délaisser l'immeuble, en abandonner la détention, l'administration aux créanciers hypothécaires. Ceux-ci feront nommer un curateur à l'immeuble délaissé, qui jouera le rôle de saisi, et sur lequel la vente sera poursuivie. Pour que le tiers détenteur puisse prendre ce parti, il faut qu'il en ait, 1° le droit, et de plus, 2° l'exercice du droit ou la capacité; nous examinerons, 3° les formes du délaissement, et 4° ses effets.

1° *Droit de délaisser.* — Tout tiers détenteur a le droit de délaisser, il suffit qu'il soit véritablement tiers détenteur, c'est-à-dire étranger à la dette personnelle; s'il est personnellement obligé, il ne peut pas éviter les poursuites en abandonnant l'immeuble hypothéqué, parce qu'il est tenu sur tous ses autres biens. De là il suit que tous les détenteurs qui ont succédé aux dettes d'une personne ne peuvent pas faire le délaissement, tels sont les héritiers, les légataires universels ou à titre universel. Mais lorsqu'ils ont payé la quote-part dont ils sont personnellement tenus, ils ne sont plus tenus que comme détenteurs, ils peuvent délaisser valablement.

A l'égard des acquéreurs à titre particulier, par acte entre vifs ou par testament, ils ne sont pas tenus des dettes de leur auteur, ils peuvent délaisser, sauf le cas où ils ont accepté l'obligation de purger ou de payer les créanciers privilégiés ou hypothécaires.

2° *Capacité de délaisser.* — Pour avoir la capacité de délaisser un immeuble, il faut avoir celle de l'aliéner. Le délaissement n'est pas cependant une aliénation, mais la loi a considéré qu'il fallait avoir l'exercice complet de ses droits, pour pouvoir renoncer à surveiller les opérations d'une expropriation imminente, en échange de l'avantage de ne pas figurer dans une procédure de saisie immobilière. Ainsi la femme séparée de biens qui veut délaisser, a besoin du consentement de son mari, le mineur émancipé ou non, de l'autorisation du conseil de famille et de l'homologation du tribunal, le prodigue et le faible d'esprit, de l'assistance de leur conseil. Quant à ceux qui n'ont que l'administration des biens d'autrui, comme le mari à l'égard des propres de sa femme, il leur faut un pouvoir spécial.

3° *Formes du délaissement.* — Le délaissement se fait au greffe du tribunal de la situation des biens, par une déclaration signée de la partie et du greffier ; le tribunal en donne acte. Le vendeur ou les créanciers hypothécaires qui veulent contester sa validité doivent former opposition au jugement, s'ils n'ont pas été assignés en validité. Le tiers détenteur ne peut plus délaisser après la dénonciation de la saisie.

4° *Effets du délaissement.* — Le délaissement n'est pas une abdication de la propriété, mais seulement de la détention de l'immeuble ; de là il suit : 1° que le tiers détenteur qui fait le délaissement peut reprendre l'immeuble en payant les créanciers ; 2° qu'il ne s'opère pas de mutation, et qu'il n'est dû à l'enregistrement qu'un droit fixe de 5 fr. (loi du 22 frimaire, an VII, art. 68) ; 3° que si le débiteur vient à payer toutes les dettes et à faire cesser les poursuites hypothécaires, le tiers détenteur qui a délaissé est obligé de reprendre l'immeuble ; 4° que le tiers détenteur peut prescrire après le délaissement.

Les suites de l'expropriation sont communes au délaissement relativement au compte des fruits immobilisés dès la première sommation de délaisser ou de payer, et aux recours réciproques pour détériorations et améliorations. Il est seulement moins facile, en cas de délaissement, d'expliquer comment les servitudes et autres droits réels, que le tiers détenteur avait avant son acquisition, renaissent alors qu'il est encore propriétaire; c'est parce que la confusion est moins une cause d'extinction de ces droits qu'un obstacle à leur exercice, et qu'il est tout aussi possible et utile qu'ils soient exercés après le délaissement qu'après l'expropriation.

QUATRIÈME PARTIE.

EXCEPTIONS QUE LE TIERS DÉTENTEUR PEUT OPPOSER A LA POURSUITE HYPOTHÉCAIRE.

Exception de discussion. — Le tiers détenteur, sommé de délaisser ou de payer, peut, dans certains cas, sans prendre aucun des partis que nous avons vus, éviter ou retarder l'expropriation, en opposant aux créanciers l'exception de discussion. C'est un moyen dilatoire, analogue à celui que la caution peut opposer au créancier qui la poursuit. Son but est aussi d'empêcher un recours, en obligeant le créancier à s'adresser d'abord à celui qui doit, en définitive, supporter le fardeau de la dette. Ce bénéfice serait une grave restriction au droit de suite, si le Code civil, par innovation, ne l'avait soumis à de telles conditions, qu'il ne peut être employé que très-rarement. Ces conditions sont au nombre de cinq :

1° Le détenteur qui est personnellement obligé à la dette ne peut opposer l'exception de discussion, parce qu'alors il est plus rigoureusement tenu ; le droit du créancier est plus direct ; ainsi la caution, le débiteur solidaire, l'acheteur, qui s'est obligé à payer les créanciers hypothécaires de son vendeur, ne peuvent employer ce moyen ; les héritiers et légataires à titre universel le peuvent, après le paiement de leur quote-part dans la dette personnelle.

2° Il faut que le tiers détenteur fasse l'indication d'autres immeubles hypothéqués à la même dette; il ne lui suffirait donc pas d'indiquer des immeubles libres de toute hypothèque. Dans l'ancien droit, au contraire, le tiers détenteur pouvait renvoyer le créancier à discuter tous les biens du débiteur et de la caution, même les meubles; nous pensons qu'aujourd'hui encore il peut le renvoyer à discuter la caution.

3° L'exception de discussion ne peut être opposée au créancier qui a un privilége et une hypothèque spéciale, et l'on doit considérer comme spéciale toute hypothèque conventionnelle, lors même qu'en cas d'insuffisance des biens présens, elle porterait sur les biens à venir du débiteur.

4° La discussion doit être opposée, comme en matière de cautionnement, sur les premières poursuites, c'est-à-dire immédiatement après la dénonciation de la saisie.

5° Le tiers détenteur doit avancer des deniers suffisans pour faire la discussion; il pourrait indiquer des immeubles situés hors du ressort de la cour royale du lieu où le paiement doit être fait, pourvu qu'ils ne soient pas litigieux.

L'art. 2024 pourrait être opposé au créancier hypothécaire négligent.

Exception de garantie. — Si le créancier hypothécaire est tenu à la garantie, en cas d'éviction, envers le possesseur de l'immeuble hypothéqué, il est clair qu'il ne peut l'exproprier, il serait repoussé par la maxime : *quem de evictione tenet actio, eumdem agentem repellit exceptio.* C'est ainsi que la femme qui a concouru à la vente d'un immeuble faite par son mari ne peut exercer son hypothèque légale sur cet immeuble après la dissolution du mariage.

Aujourd'hui, le tiers détenteur n'a plus, comme dans l'ancienne jurisprudence, le droit de repousser les créanciers hypothécaires, à raison de l'antériorité de son hypothèque, qui absorbe la valeur de l'immeuble; cette valeur ne peut être fixée que par l'adjudication, et l'ordre seul détermine d'une manière certaine le rang des hypothèques. — De même, le tiers détenteur n'a plus besoin de requérir la subrogation, l'art. 1251 rend inutile l'ancienne exception *cedendarum actionum.* — Cependant, si un créancier hypothécaire était devenu propriétaire d'un des immeubles hypothéqués à sa créance, et qu'il poursuivît un autre détenteur, celui-ci pourrait éviter l'expropriation en ne payant que déduction faite de la part que ce créancier doit supporter dans la dette comme détenteur.

CINQUIÈME PARTIE.

DE LA PERTE DU DROIT DE SUITE PAR LA PURGE.

La purge est un bénéfice que la loi accorde au tiers acquéreur, à l'effet d'affranchir son immeuble des hypothèques qui le grèvent, sans payer toutes les créances hypothécaires, et aussi sans délaisser. C'est un moyen terme, un tempérament à la rigueur primitive du droit de suite. En droit romain, un acheteur n'était jamais certain d'avoir acquis du premier créancier hypothécaire, il avait toujours à craindre l'éviction, par suite de l'apparition d'une hypothèque préférable. Pour consolider la propriété, l'ancienne jurisprudence française avait imaginé les décrets volontaires; l'expropriation forcée purgeant toutes les hypothèques, l'acquéreur sur aliénation volontaire faisait une expropriation simulée, et obtenait ainsi sa tranquillité. Mais ce moyen était trop long et dispendieux. Un édit du mois de juin 1771 établit un système de purge beaucoup plus simple; l'acquéreur déposait son titre d'acquisition au greffe des bailliages ou sénéchaussées; dans les deux mois du dépôt, tout créancier hypothécaire, même les mineurs et les femmes en puissance de mari (art. 17 de l'édit), devaient former opposition à la délivrance des lettres de ratification de l'aliénation, ou bien surenchérir d'un dixième.

La loi du 11 brumaire an VII ayant établi la nécessité de la transcription pour la transmission de la propriété, utilisa cette formalité pour la purge. Tous les créanciers hypothécaires étant connus par l'inscription, l'acquéreur devait notifier à chacun d'eux un extrait de son titre, un état des inscriptions, et leur faire offre d'une somme comme étant la valeur de l'immeuble. Les créanciers qui avaient reçu la notification devaient prendre parti dans les trente jours, accepter la valeur offerte, ou surenchérir d'un vingtième.

Le Code civil a conservé ce dernier système, sous quelques modifications ; mais ayant rétabli des hypothèques occultes, il a cru que, pour ce cas, il fallait reprendre l'ancienne procédure de l'édit de juin 1771. Il eût peut-être été préférable d'adopter un mode unique de purge, l'acquéreur eût pu facilement signifier la transcription aux femmes mariées, aux subrogés tuteurs et au procureur du roi ; quoi qu'il en soit, nous avons deux purges distinctes à examiner séparément, celle des hypothèques ordinaires inscrites au plus tard dans la quinzaine de la transcription, et celle des hypothèques non inscrites de l'art. 2135.

L'adjudicataire sur saisie immobilière n'a pas besoin de purger, même les hypothèques qui existent sans inscription ; pendant la procédure en expropriation, des mesures suffisantes sont prises pour porter l'immeuble à sa plus haute valeur ; après l'adjudication, il n'y a d'autre surenchère possible que celle du sixième, autorisée par l'art. 708 (1).

I. *De la purge des hypothèques inscrites.*

L'acquéreur qui veut purger doit faire transcrire son acte d'acquisition au bureau des hypothèques de la situation de l'immeuble, et, par des notifications, mettre les créanciers hypothécaires en demeure d'accepter la somme qu'il leur offre, ou de requérir la mise aux enchères dans un certain délai. Voyons ce qui le rattache : 1° à la trans-

---

(1) Les ventes volontaires en justice, après surenchère, purgent aussi toutes les hypothèques même légales, art. 965 et 973 pr.

cription ; 2° aux notifications ; 3° à la réquisition de mise aux enchères.

1° *De la transcription*. — La transcription est la copie littérale d'un acte d'acquisition sur les registres à ce destinés, dans les bureaux du conservateur des hypothèques ; elle n'est plus nécessaire aujourd'hui pour la transmission de la propriété, mais elle l'est encore en matière de donation, de substitution, et dans les cas des art. 2180 4° et 2198.—Relativement à la purge, elle a pour but de permettre aux créanciers de prendre connaissance de tous les détails de l'acte d'aliénation, de surenchérir en connaissance de cause. Elle fixe aussi le délai après lequel on ne peut plus prendre inscription hypothécaire du chef des précédens propriétaires, art. 834 pr. Nous pensons que l'acquéreur qui veut purger doit faire transcrire les actes de ses prédécesseurs qui n'auraient pas rempli cette formalité.

Les acquéreurs de la pleine propriété en tout ou en partie, divise ou indivise, ou d'un droit de superficie ou d'usufruit, peuvent purger ; il en est de même des cohéritiers et légataires lorsqu'ils ne sont plus que tiers détenteurs, ils doivent faire transcrire un acte de partage ou de testament. Mais les acquéreurs d'un droit d'usage ou d'habitation, d'une servitude réelle quelconque, ne le peuvent pas, parce qu'il n'y a pas d'hypothèque sans droit de surenchérir, et que ces droits ne sont pas susceptibles d'être vendus aux enchères. — Les détenteurs personnellement obligés ne peuvent pas purger non plus, car ils sont tenus sur tous leurs biens tant qu'ils sont débiteurs.

2° *Des notifications*. — Les notifications pour la purge sont des exploits d'huissier, destinés à mettre les créanciers hypothécaires, inscrits avant la transcription, en demeure d'apprécier si la somme que le nouveau propriétaire offre de leur payer est la véritable valeur de l'immeuble, ou si leur intérêt est de surenchérir. Elles contiennent quatre élémens principaux : 1° un extrait de l'acte d'acquisition, indiquant la substance de cet acte, sa

daté, sa nature, le nom de l'acquéreur et surtout de l'aliénateur, la désignation sommaire de l'immeuble et le prix ;
le prix est tout ce que l'acheteur doit payer au vendeur ou
à son profit, les charges qui en font partie doivent être
évaluées s'il y a lieu, l'évaluation de l'immeuble doit être
faite aussi, s'il ne s'agit pas d'une vente ; — 2° un certificat
constatant que la transcription a été faite ; — 3° un tableau
de la situation hypothécaire de l'immeuble, afin que les
créanciers sur lesquels les fonds manquent voient qu'ils
ont intérêt à surenchérir ; — 4° une déclaration que l'acquéreur est prêt à acquitter sur-le-champ les dettes hypothécaires jusqu'à concurrence de la valeur indiquée. Ces notifications doivent contenir en outre constitution d'avoué,
et être faites par huissier commis, art. 832 pr. Toutes
ces formalités ne sont pas prescrites à peine de nullité.
L'art. 1030 pr. doit recevoir son application.

Une seule sommation de délaisser ou de payer met le
tiers détenteur en demeure de purger, à l'égard de tous les
créanciers hypothécaires, mais il peut le faire tant que trente
jours ne se sont pas écoulés depuis cette sommation. Il
n'est pas tenu de notifier son titre aux créanciers qui ne
se sont inscrits que dans la quinzaine de la transcription,
et qui ne figurent pas dans le certificat d'inscriptions que
le conservateur lui a délivré, art. 835 pr. — Si, pendant le
délai de quarante jours depuis la dernière notification,
aucune réquisition de surenchère n'a été faite, le prix de
l'immeuble est définitivement fixé à la valeur offerte ; cependant l'immeuble n'est pas encore affranchi du droit
de suite, l'acquéreur n'obtiendra le bénéfice de la purge
qu'en payant cette valeur aux créanciers en ordre de la
recevoir ou en la consignant, art. 2186. — Un ordre est
ouvert conformément aux art. 775 et suivans du code de
procédure. — Le code civil rend en même temps toutes les
créances exigibles, pour rendre la purge plus prompte et
plus facile que sous la loi de brumaire ; le débiteur perd
ainsi le bénéfice du terme, parce qu'il y a en quelque sorte
faillite de l'immeuble ; du reste, il en serait de même si
le terme avait été stipulé dans l'intérêt des créanciers, ou

si l'acheteur avait obtenu un délai pour le paiement de son prix.—Si un créancier en ordre de recevoir n'a qu'un droit conditionnel, on pourra payer les créanciers postérieurs, à la charge par eux de donner bonne caution, sinon la somme restera déposée jusqu'à ce que le sort de la créance soit fixé.— Si le montant de la créance est indéterminé, l'ordre sera retardé jusqu'à la liquidation ; et si la créance est tout à la fois conditionnelle et indéterminée, comme peut l'être celle d'un mineur contre son tuteur, le créancier devra faire une évaluation de sa créance, et on procédera comme dans le cas où la créance est seulement conditionnelle, sauf un règlement ultérieur, lorsque le *quantum* de la créance sera déterminé d'une manière certaine.

Suivant les principes généraux, le tiers acquéreur peut retirer l'offre qu'il a faite aux créanciers hypothécaires dans les notifications, tant qu'elle n'a pas été acceptée expressément ou tacitement, ou qu'il n'y a pas eu réquisition valable de mise aux enchères.

3° *De la surenchère sur aliénation volontaire.* — Le créancier hypothécaire qui veut requérir la mise aux enchères doit, dans le délai de quarante jours de la notification, outre deux jours par 5 myriamètres de distance entre son domicile élu et son domicile réel, signifier que telle est son intention, 1° au nouveau propriétaire, au domicile de son avoué, 2° à l'aliénateur, et 3° au débiteur principal. Cet acte de réquisition doit être signifié par huissier commis, art. 832 pr., et contenir soumission du requérant de porter ou faire porter la valeur de l'immeuble à un dixième en sus de celle qui a été offerte.— Une réquisition faite témérairement, pouvant être très-préjudiciable aux autres créanciers, ainsi qu'au tiers détenteur, la loi oblige le surenchérisseur à donner caution ou nantissement suffisant; cette caution est légale et non judiciaire, elle s'oblige pour tout le montant de la surenchère.— Ici, comme dans plusieurs autres cas importans (art. 66), la loi exige que l'exploit soit signé par la partie ou par son fondé de procuration expresse. Toutes ces formalités sont exigées à peine de nullité, et complétées par le Code de procédure.—Si les créanciers ne veulent pas se voir déchoir de la faculté de surenchérir, ils agiront prudemment en s'assurant que toutes les formalités ont été remplies; du reste, la surenchère d'un seul appartient à tous, ainsi que cela résulte de la disposition de l'art. 2190. — Le créancier ne peut être tenu de porter sa surenchère sur d'autres biens que ceux qui sont affectés à sa créance, art. 2192.

A l'égard du créancier dont parle l'art. 835 pr., qui ne s'est inscrit que dans la quinzaine de la transcription, il a le droit de suite, mais l'acquéreur n'est pas tenu de lui notifier son intention de purger. Comment pourra-t-il surenchérir ? Le législateur de 1841 n'a pas tranché cette difficulté, nous pensons qu'il faut distinguer ; s'il y a des créanciers, inscrits avant la transcription, envers lesquels l'acquéreur ait commencé la purge, le créancier de l'art. 835 pr. pourra surenchérir, si la valeur de l'immeuble est indiquée dans la transcription, et ce tant que des créanciers ayant reçu des notifications pourront encore surenchérir. Mais s'il n'y a pas de créanciers inscrits avant la transcription, s'il n'a été fait aucune notification à fin de purge, ou même si la transcription ne contient aucune indication de la valeur de l'immeuble, alors le créancier de l'art. 835 pr. se trouve dans l'impossibilité de surenchérir, et rien ne lui annonce que l'acquéreur ait eu l'intention de purger. Nous pensons donc que, dans ce cas, il n'y a pas de purge, le créancier de l'art. 835 pr. conserve son droit de suite intact contre l'acquéreur. —Nous appliquons la même solution au créancier hypothécaire de l'art. 2198, à moins qu'il n'ait été omis dans un certificat délivré après la quinzaine de la transcription. — Toutes ces difficultés n'existeraient pas sans l'art. 835 du Code de procédure, qu'il est difficile de justifier par un bon motif, et si la loi sur la matière avait plus d'unité.

Après la réquisition de mise aux enchères, le tiers détenteur reste toujours propriétaire. Il en résulte que l'immeuble périra pour lui, et que le surplus du prix de l'adjudication appartiendrait à lui ou à ses créanciers hypothécaires.

Aux termes de l'art. 2187, la revente sur enchères a lieu suivant les formes établies pour les expropriations forcées, mais il n'y a pas ici de saisie, la procédure pour la revente rejoint celle de la saisie immobilière à l'apposition des placards. — Il n'est pas besoin de rédiger un cahier des charges, l'acte d'aliénation volontaire en tient lieu, la valeur offerte par l'acquéreur et le montant de la surenchère servent de mise à prix, art. 836 pr.

Les effets de l'adjudication sur enchères sont, en général, les mêmes que ceux de l'expropriation forcée, après sommation de délaisser ou de payer. Nous appliquons donc sans difficulté, à ce cas, les art. 2175, 2176 et 2177; cependant les fruits ne sont dus que du jour de la réquisition de surenchère, lorsqu'il n'y a pas eu de sommation de payer ou délaisser. — L'acquéreur dépossédé est indemnisé par l'adjudicataire des frais et loyaux coûts de son acte d'acquisition et de ceux de purge. — S'il a acquis à titre onéreux, il a un recours en garantie pour le cas où il aurait déjà payé son prix, et pou rcelui où l'immeuble aurait eu lors de l'adjudication une plus grande valeur que lors de la vente.

L'art. 2189 est une reproduction de l'art. 22 de la deuxième loi du 11 brumaire an VII, sur le régime hypothécaire et l'expropriation forcée, il ne contient plus qu'une application de la règle que la transcription n'est plus nécessaire pour l'aliénation, quoiqu'il soit conçu en forme d'exception au principe contraire.

II. *De la purge des hypothèques non inscrites qui existent indépendamment d'inscription.*

Le désir manifeste du législateur est que toutes les hypothèques légales soient inscrites; si ses prescriptions étaient observées par les maris et les tuteurs, le chapitre 9 de notre titre 18 serait inutile, il n'y aurait qu'une seule purge à faire, conformément aux art. 2181 à 2192. Mais comme elles sont presque toujours violées, et qu'en principe les femmes, les mineurs et les interdits ont le droit de suite indépendamment d'inscription, la loi est venue au secours des acquéreurs et leur a permis de consolider leur propriété en remplissant certaines formalités.—Ainsi, il n'est pas exact de dire que les hypothèques légales de l'art. 2135 aient tout leur effet indépendamment d'inscription ; en cas de purge, si ces hypothèques ne sont pas inscrites dans le délai de deux mois, elles perdent le droit de suite.

La purge légale, dont nous allons parler, n'a trait qu'aux hypothèques des femmes, mineurs et interdits, non inscrites avant l'expiration de la quinzaine depuis la transcription. Si elles ont été inscrites dans ce délai, l'immeuble peut en être affranchi par la purge ordinaire.

Mais deux graves difficultés se présentent. Que l'on emploie la purge ordinaire ou légale, comment les femmes, les mineurs et les interdits pourront-ils surenchérir, et dans quel délai ? 1° ils sont dans un état de dépendance ou d'incapacité ; 2° leurs droits sont souvent conditionnels et indéterminés.—Nous répondons : Il est possible que ces créanciers exercent eux-mêmes leurs droits après la dissolution du mariage, la séparation de biens, la mainlevée de l'interdiction, la fin de la tutelle ; alors eux, ou leurs héritiers capables, peuvent surenchérir, leurs créances sont certaines, la liquidation en est facile.— Si le mariage et la tutelle durent encore, la surenchère est difficile, mais non pas impossible. En effet, quant à la femme, si la surenchère la rend débitrice, le mari, administrateur de ses biens, sera tenu de payer.—La poursuite hypothécaire réfléchira contre lui, mais l'art. 2256 n'a pas pour but d'empêcher la femme d'agir pendant le mariage, et les délais de déchéance courent, en principe, contre les incapables, comme les prescriptions de courte durée.—La paix du ménage sera troublée, mais quand il s'agit de sauvegarder les intérêts de la femme, la loi ne s'arrête pas à cette considération, ainsi elle autorise la demande en séparation de biens.—Un créancier hypothécaire ordinaire peut avoir, comme la femme, une créance éventuelle ou indéterminée, et nous avons vu, plus haut, que l'on réglait ses droits, dans l'ordre, par une évaluation et la consignation.

Quant au mineur et à l'interdit, leur subrogé tuteur peut surenchérir pour eux; il doit agir dans leurs intérêts, lorsqu'ils sont en opposition avec ceux des tuteurs, art. 420. — De plus, il résulte de l'art. 775 pr., que le prix de l'immeuble est définitivement fixé après le délai de deux mois de l'art. 2194; et de l'art. 2195 2°, que si, dans ces deux mois, le mineur et la femme n'ont pas surenchéri, leur inscription doit être rayée, si elle ne se trouve pas en ordre utile; donc, après ce délai, ils ont perdu le droit de surenchère.

Sans doute les difficultés de cette surenchère rendront souvent illusoires les droits de la femme et du mineur, mais la loi les a sacrifiés dans l'intérêt de la stabilité de la propriété, elle n'a pas voulu qu'un acquéreur fût obligé d'attendre la fin du mariage ou de la tutelle pour obtenir pleine sécurité. — Remarquons d'ailleurs qu'une surenchère faite par un créancier ordinaire est aussi une opération bien difficile, le tableau sur trois colonnes n'indique pas les hypothèques légales non inscrites, ni le privilége qui peut s'inscrire dans la quinzaine de la transcription, nul ne sait sur qui les fonds commenceront à manquer, et cependant il faut prendre un parti dans quarante jours.

Quant aux formes de cette purge particulière, elles sont une reproduction, à peu près complète, des art. 8, 9 et 17 de l'édit du mois de juin 1771.

1° Dépôt au greffe du tribunal de la situation des biens d'une copie du titre d'acquisition. — Si l'art. 2193 n'avait pas été copié dans l'édit, le législateur se serait contenté, probablement, de la transcription exigée par l'art. 2181 pour la purge ordinaire; il est bien difficile de justifier l'utilité de deux purges distinctes et séparées, on aurait évité de graves inconvéniens en les liant l'une à l'autre.

2° La signification du dépôt à la femme ou au subrogé

tuteur et au procureur du roi a été introduite sur la proposition du Tribunat, par imitation des notifications de l'art. 2183. — Le Code n'avait pas prévu le cas fréquent, dans lequel l'acquéreur ne connaît pas les femmes, mineurs et interdits du chef desquels existent des hypothèques non inscrites. Un avis du conseil d'État du 9 mai 1807, approuvé le 1er juin, ajoutant à la loi plutôt qu'il ne l'interprétait, décida, 1° qu'il suffirait à l'acquéreur de déclarer cette circonstance, dans la signification du dépôt faite au procureur du roi ; 2° de faire insérer cette signification dans le journal désigné d'après l'art. 696 pr., et 3° que, dans ce cas, le délai de deux mois fixé par l'article 2194, courrait de l'insertion de l'annonce, ou du certificat du procureur du roi, constatant qu'il n'y a pas de journal dans le département.

3° Un extrait de l'acte déposé au greffe, contenant les mêmes indications que celui qui est signifié aux créanciers inscrits d'après l'art. 2183, est affiché par le greffier dans l'auditoire du tribunal ; il y reste affiché pendant un délai de deux mois, qui doit être prolongé d'après l'avis du conseil d'Etat du 9 mai 1807, et qui tient lieu de celui de 40 jours, fixé par l'art. 2185. — Les créanciers qui ont droit de suite sans inscription doivent apparaître dans ce délai, et se contenter de la valeur indiquée dans l'acte, ou surenchérir d'un dixième, conformément à l'art. 2185, arg. de l'art. 775 pr.

Si aucune inscription n'est prise pendant ces deux mois, non-seulement le prix de l'immeuble est définitivement fixé, comme lorsqu'il n'y a pas de surenchère, mais le droit de suite est perdu, l'acquéreur n'a plus à craindre les hypothèques de l'art. 2135. Dans ce cas, nous pensons que les femmes, mineurs et interdits, ont conservé leur droit de préférence, et qu'ils peuvent se présenter jusqu'à la clôture de l'ordre ou le paiement des deniers, arg. de l'article 2135.

Si une inscription a été prise dans les deux mois, et qu'il n'y ait pas eu de réquisition de mise aux enchères, de deux choses l'une, l'hypothèque des femmes et des mineurs vient en ordre utile ou non. — Au premier cas, l'acquéreur ne doit faire aucun paiement au préjudice de leurs droits ; il peut consigner leur collocation hypothécaire ou en rester débiteur, le prix de l'immeuble n'en est pas moins fixé irrévocablement. Mais la dernière phrase de l'art. 2195 3° ne doit être appliquée qu'avec une grande réserve, les inscriptions des créanciers qui ne viennent pas en ordre utile ne seront rayées qu'autant que les droits des femmes et des mineurs seront certains et liquides. — Au deuxième cas, si les créances des femmes et des mineurs ne viennent pas en ordre utile, leurs inscriptions doivent être rayées sans difficulté, la valeur de l'immeuble ayant été définitivement fixée par l'expiration des deux mois sans surenchère, et étant absorbée par des hypothèques antérieures.

SIXIÈME PARTIE.

DE LA PERTE DU DROIT DE SUITE PAR LES MODES D'EXTINCTION DES PRIVILÉGES ET HYPOTHÈQUES AUTRES QUE LA PURGE.

L'hypothèque s'éteint, 1° par voie de conséquence de l'extinction de l'obligation dont elle est l'accessoire, ou 2° directement, par voie principale, la créance continuant à exister.

1° Toutes les fois que la créance est éteinte par une des causes énumérées dans l'art. 1234, l'hypothèque l'est également; cette règle reçoit cependant exception dans les cas des art. 1250, 1278 et 1299. — Lorsqu'un créancier est évincé de la chose qu'il a reçue en paiement, il est vérifié que sa créance n'a pas été éteinte, mais si l'inscription hypothécaire a été rayée, ce créancier a perdu son rang.

2° L'hypothèque est éteinte *principalement* par les causes suivantes :

1° *La renonciation du créancier à l'hypothèque.* — Il faut avoir la capacité de disposer de la créance à titre gratuit, pour pouvoir renoncer à son hypothèque. Ainsi le mineur émancipé ne peut jamais y renoncer, la femme séparée de biens ne le peut qu'avec le consentement de son mari.

Le point de savoir quand il y a renonciation *tacite* est une question de fait qui dépend des circonstances (*loi* 8, *Dig.*, *quibus modis pig. vel hyp. solvitur*). — Souvent le créancier renonce simplement à son rang d'hypothèque. En général, les renonciations doivent plutôt être restreintes qu'étendues.—La renonciation à l'hypothèque doit être constatée par un acte authentique, pour que la radiation puisse être faite conformément à l'art. 2158.

2° *La consolidation*, ou réunion sur la même tête des qualités de créancier hypothécaire et de propriétaire de l'immeuble grevé, est moins une cause d'extinction de l'hypothèque qu'un obstacle à son exercice sur l'immeuble ; aussi, bien qu'elle ait eu lieu, le créancier hypothécaire, devenu acquéreur, peut opposer son droit de préférence, dans l'ordre ouvert pour la distribution de son prix ; de même, si la confusion est résolue, *ex causa antiqua et necessaria*, l'hypothèque peut être exercée sous tous les rapports ; d'où il suit qu'un propriétaire peut avoir intérêt à prendre ou renouveler une inscription sur son propre immeuble.

3° *La perte totale de l'immeuble.* — En cas de perte partielle, l'hypothèque, en raison de son indivisibilité, subsiste sur ce qui reste.— Une maison étant détruite par un incendie, nous ne pensons pas que l'hypothèque se reporte sur la valeur payée par la compagnie d'assurances.

4° *Le défaut d'inscription.* — 1° Avant l'expiration de la quinzaine de la transcription de l'acte d'aliénation volontaire, art. 834 pr., ou du jugement d'expropriation pour cause d'utilité publique, loi du 6 mai 1841, art. 17 ; 2° Avant l'adjudication devenue irrévocable, en cas de saisie immobilière, art. 2146 ; 3° Avant le jugement déclaratif de la faillite du propriétaire de l'immeuble grevé, art. 448 du Code de commerce ; 4° Avant l'ouverture de la succession, acceptée sous bénéfice d'inventaire, article 2146 2°.

5° *L'omission d'une inscription, dans le certificat délivré par le conservateur des hypothèques, à l'acquéreur qui a requis ce certificat après la quinzaine de la transcription de son titre, entraîne la perte du droit de suite, pour le créancier omis,* articles 2198 et 834 pr. — Cette grave dérogation au droit commun prouve que la loi, ici comme dans d'autres circonstances (art. 860 et 865 combinés), favorise beaucoup plus la circulation des biens que le crédit privé. — Le texte de l'article 2198 était en harmonie parfaite avec l'art. 91 du premier projet du Code et la législation alors en vigueur. La transcription était nécessaire pour la transmission de la propriété à l'égard des tiers ; le créancier hypothécaire ne perdait son droit de suite qu'autant que le certificat avait été requis après la transcription, c'est-à-dire après l'acquisition. Depuis la suppression de cet art. 91, et avant le Code de procédure, l'article ne s'expliquait parfaitement qu'en matière de donation en cas d'aliénation à titre onéreux, on disait que le législateur avait simplement considéré la transcription comme signe de l'intention de purger, intention qui rendait l'acquéreur plus favorable. Quoi qu'il en soit, l'article 834 pr. est venu modifier l'art. 2198. Si le certificat est requis par l'acquéreur pendant la quinzaine après la transcription, le créancier omis dans ce certificat n'a pas perdu le droit de suite, il peut encore surenchérir, il est, *a fortiori*, dans la même position que le créancier inscrit dans la quinzaine de la transcription et postérieurement à la délivrance du certificat ; la disposition de l'art. 835 pr. lui est également applicable ; l'acquéreur est dispensé de lui notifier son intention de purger.

6° *L'expiration du temps pour lequel l'hypothèque avait été constituée.*

7° *La résolution ou la rescision du droit du constituant,* article 2125.— La règle, *resoluto jure dantis, resolvitur jus accipientis,* reçoit quatre exceptions dans les espèces prévues par les art. 132, 952, 958 et 1054.

8° *La réduction.*—Il y a deux espèces de réduction de l'hypothèque : on réduit tantôt le nombre des immeubles grevés, tantôt le montant de la créance garantie. Au premier cas on dit communément qu'il y a restriction de l'hypothèque. La restriction ne s'applique jamais à l'hypothèque conventionnelle ; l'étendue du gage a été une condition du contrat ; mais l'hypothèque légale ou judiciaire peut être restreinte , sur la demande du débiteur, lorsqu'elle porte sur plus d'immeubles différens qu'il n'est nécessaire à la sûreté du créancier. — Il faut pour cela que la valeur des immeubles grevés excède de plus d'un tiers le montant de la créance. — Si ce montant n'est pas liquide, et que l'évaluation faite par le créancier dans son inscription soit critiquée, c'est le cas de réduction proprement dite ; le juge doit, en ménageant, autant que possible, les intérêts opposés du créancier et du débiteur, fixer le chiffre le plus probable de la créance.—Il reste à déterminer la valeur des immeubles, pour la comparer à ce chiffre; la loi ne veut pas d'expertise, source de frais et peut-être de dangers, elle prescrit de prendre dix ou quinze fois le revenu, suivant que les biens sont ou non sujets à dépérissement ; l'art. 2165 indique sur quelles données le juge évaluera le revenu. Les immeubles ont presque toujours, en fait, une plus grande valeur que celle qui sera ainsi déterminée ; la loi déprécie la fortune du débiteur et favorise le créancier, sans doute parce qu'il s'agit d'amoindrir son gage.

La demande en réduction ou en restriction de l'hypothèque, et aussi celle en radiation totale d'une inscription, ayant pour objet la négation d'un droit réel, doit être portée, suivant le principe de l'art. 59 du Code de procédure, devant le tribunal de la situation de l'immeuble grevé.— Ce principe souffre exception, 1° si la réduction ou ra-

diation dépend d'une cause déjà pendante en un autre tribunal, alors on doit appliquer les règles sur la connexité,
art. 171 pr.; 2° si l'inscription a été prise pour sûreté
d'une condamnation éventuelle ou indéterminée ; les parties devant être jugées, quant à l'existence ou à la liquidation de la créance par le tribunal qui a prononcé la condamnation, l'art. 2159 veut que la demande en réduction ou en radiation soit portée devant ce tribunal, pour
éviter deux jugemens qui pourraient se contredire ; 3° la
compétence fixée par l'art. 59 pr. n'est pas d'ordre public, les parties peuvent y déroger par une convention
spéciale.

Toutes les fois que l'hypothèque a cessé d'exister en
tout ou en partie, pour une cause quelconque, il y a lieu
à rayer l'inscription qui nuit au crédit foncier. Mais comme cette radiation pourrait causer un préjudice irréparable au créancier si elle était faite à la légère, le conservateur ne devra la faire qu'autant qu'on lui remettra une ex-
pédition d'un acte authentique, si la radiation est volontaire, ou d'un jugement, si elle est forcée. Dans ce dernier
cas, le jugement devra être en dernier ressort (c'est-à-
dire n'avoir jamais été susceptible d'appel), et n'être pas
susceptible d'opposition, ou passé en force de chose jugée (c'est-à-dire n'être plus susceptible d'opposition ni
d'appel). Celui qui requiert la radiation doit, en outre,
remettre au conservateur deux certificats constatant que
les délais légaux sont expirés sans opposition ni appel,
art. 2157 et 548 pr.—Il va sans dire que ces certificats sont
inutiles si le jugement qui ordonne la radiation est con-
tradictoire et en dernier ressort.

Si un jugement par défaut contre une partie n'ayant pas
constitué avoué, et en premier ressort, ordonne une radiation
d'inscription, il est susceptible d'opposition jusqu'à l'exécution, art. 158 pr., et d'appel pendant trois mois à partir du
jour où il n'est plus susceptible d'opposition, art. 443 pr.; or,
comment l'exécuter pour faire courir le délai d'appel, avant
l'expiration duquel délai la radiation ne doit pas être faite?
L'art. 159 pr. fournit une réponse facile : le jugement est

réputé exécuté lorsque les frais ont été payés ; ainsi la radiation devra être faite trois mois après le paiement des frais. Mais la difficulté devient grave si l'on suppose que les frais ont été compensés, en vertu de l'art. 131 pr.; alors il n'y a d'autre exécution possible que la radiation, et cette radiation n'arrêtera le délai de l'opposition que pour faire commencer celui de l'appel. Le conservateur des hypothèques pourra-t-il refuser de la faire, parce que le jugement qu'on lui présente n'est pas passé en force de chose jugée? S'il en était ainsi, ce jugement ne tarderait pas à être périmé par six mois, art. 156 pr., et on ne peut admettre que l'exécution d'un jugement soit impossible. Nous pensons que le conservateur devra faire la radiation avant que le jugement soit passé en force de chose jugée, et que cette solution n'est en rien contraire au sens qu'avait l'art. 2157 sous l'ordonnance de 1667. Avant l'innovation introduite par l'art. 158 du Code de procédure, et depuis le Code civil, on ne pouvait former opposition à un juge-ment par défaut faute de constituer avoué, que pendant huitaine à compter du jour de la signification ; après cette huitaine, le délai d'appel commençait à courir, de sorte que la radiation pouvait toujours être faite, dans les six mois de l'obtention du jugement, après l'expiration de trois mois et huit jours de la signification, sans opposition ni appel. C'est ainsi que l'art. 2157 veut que le jugement soit passé en force de chose jugée, et nous décidons que le conservateur devra faire la radiation après ces délais, nonobstant l'art. 548 du Code de procédure. Nous ne nous dissimulons pas que cette radiation pourra causer un préjudice irréparable au créancier, puisqu'aux termes de l'art. 453 pr., le jugement est encore susceptible d'appel trois mois après l'exécution ; mais cet inconvénient est moins grave que celui qui résulterait de l'opinion contraire.

L'art. 2157 a rendu le délai d'appel suspensif, par exception ; mais il n'a fait aucune dérogation analogue aux principes généraux, en cas de recours en cassation, de requête civile ou de tierce opposition. Nous trouvons que sous ce rapport il y a défectuosité dans la loi. S'il était impossible de retarder l'exécution d'un jugement par cela seul qu'il eût été susceptible de tierce opposition ou de requête civile, qui, au reste, sont d'une application assez rare, rien n'empêchait de la renvoyer jusqu'après les délais du recours en cassation, qui sont assez courts ; on eût évité, par là, bien des difficultés auxquelles donnent lieu le rétablissement d'une inscription précédemment rayée sur jugement.

9° *La déchéance résultant du défaut de production à l'ordre, ou d'une collocation inutile*, est une cause de perte du droit de suite, art. 759 pr.; mais les créanciers qui n'ont pas produit, ou qui n'ont pas été utilement colloqués, n'ont pas perdu leur droit de préférence contre les créanciers chirographaires, pour le cas où plus tard on viendrait à reconnaître qu'il n'était rien dû à l'un des créanciers utilement colloqués.

La radiation des inscriptions de ces créanciers a lieu sur une ordonnance du juge-commissaire, qui n'est pas susceptible d'opposition ni d'appel.—Quant aux créanciers payés, leurs incriptions sont rayées sur la représentation de leur bordereau de collocation et de leur quittance, art. 773 et 774 pr.

10° *La prescription.*—La prescription libératoire n'a effet que sur les obligations, elle ne peut donc pas éteindre isolément le droit réel d'hypothèque; mais elle peut éteindre la créance, et l'hypothèque cessera d'exister par voie de conséquence. La prescription acquisitive, au contraire, peut procurer au possesseur la franchise de l'immeuble grevé, la créance subsistant; ce possesseur usucapera en quelque sorte le droit réel qui manquait à la plénitude de son domaine.— Suivant les principes généraux, la possession, base de la prescription acquisitive, ne doit pas être à titre précaire, mais à titre de propriétaire du droit qu'il s'agit d'acquérir. En conséquence, un tiers détenteur peut, en général, acquérir la libération de l'hypothèque, un débiteur, au contraire, ne le peut jamais ; à son égard, tant dure la créance, tant dure l'hypothèque; c'est lui qui a constitué cette hypothèque, sa possession, à la différence de celle du tiers détenteur, réclamé contre la prescription.

Ces principes nous conduisent à rejeter le système d'après lequel le débiteur peut prescrire l'hypothèque avant l'échéance du terme ou l'arrivée de la condition. Il a été imaginé pour donner un sens rationel au premier alinéa de l'art. 2180 4°; mais jamais, dans l'ancien droit, un débiteur n'a pu être libéré de l'hypothèque avant l'extinction de la créance; loin de là, lorsque l'hypothèque était conventionnelle, l'action hypothécaire durait dix ans de plus que l'action personnelle. Les coutumes avaient admis la loi 7 au Code, *de præscriptione XXX vel XL ann.* Dans cette loi, l'empereur Justin a décidé que l'action hypothécaire serait prescrite par quarante ans, lorsque la chose hypothéquée serait restée chez le débiteur ou ses héritiers. Le Code a voulu abroger, en termes formels, cette singulière prescription; c'est pour cela seulement que le premier alinéa de l'art. 2180 4° a été rédigé, et non pas pour agir en sens inverse de l'ancien droit, et contrairement aux principes généraux sur la prescription acquisitive. D'autre part, l'opinion certaine conduit à dire qu'il y a dans notre droit des prescriptions acquisitives de droits réels par une possession de cinq ans, d'un an et même de six mois; c'est une innovation trop importante pour que le Code ne s'en soit pas formellement expliqué. L'hypothèque est donc imprescriptible par voie principale, tant que l'immeuble grevé est chez le débiteur; mais si la créance est éteinte par une prescription quelconque, l'hypothèque subit le même sort.

Le tiers détenteur prescrit l'hypothèque, soit par trente ans à compter du jour de son entrée en possession, lorsqu'il n'y a pas de titre; soit par dix ou vingt ans, lorsqu'il y a titre et bonne foi, à compter de la transcription de ce titre. Cette prescription est tout à fait indépendante de celle qui est nécessaire pour acquérir la propriété: ainsi, celui qui a acquis du véritable maître peut avoir besoin de prescrire l'hypothèque.—Si nous supposons que le tiers détenteur a reçu l'immeuble *a non domino*, avec juste titre et bonne foi, il prescrira la propriété à partir de son entrée en possession, par dix ans ou vingt ans, suivant que le propriétaire sera ou non présent, et l'hypothèque, à compter seulement de la transcription de son titre, par vingt ou dix ans, suivant que le créancier hypothécaire sera ou non absent. Ainsi, il peut se faire qu'il ait pres-crit la propriété avant l'hypothèque, ou l'hypothèque avant la propriété. — Dans ce dernier cas, si le créancier hypothécaire a pour débiteur le propriétaire de l'immeuble grevé, il peut sauver son hypothèque par une action en re-vendication, en vertu de l'art. 1166.

La loi ne fait courir la prescription de l'hypothèque, lorsqu'il y a titre et bonne foi, qu'à compter du jour de la transcription, parce que, jusqu'à l'accomplissement de cette formalité, rien n'indique aux créanciers hypothécai-res que l'immeuble n'appartient plus à leur débiteur. C'est un vestige de la loi du 11 brumaire an VII.

Le tiers détenteur est de bonne foi lorsqu'au moment de son acquisition il a ignoré que l'immeuble était grevé d'hypothèque; l'existence des inscriptions ne le constitue pas en mauvaise foi, il a pu ne pas consulter les registres publics; mais s'il est prouvé en fait qu'il a eu connais-sance de l'hypothèque, il ne pourra obtenir la franchise de l'immeuble que par une possession de trente ans.

La règle que la prescription ne court pas avant l'arri-vée du terme ou de la condition est fondée sur ce qu'a-vant cette époque il n'y a pas de présomption de paie-ment; elle ne s'applique donc qu'à la prescription libéra-toire, et nullement à celle à l'effet d'acquérir, fondée sur la possession. Cependant un récent arrêt de cassation, du 4 mai dernier, a décidé que le tiers détenteur ne prescrit pas l'hypothèque avant le terme; nous ne pensons pas qu'il soit conforme au véritable sens de l'art. 2257. Avant et après l'arrivée du terme ou de la condition, la prescrip-tion de l'hypothèque par le tiers détenteur est entière-ment distincte de celle de la créance par le débiteur.—Le créancier hypothécaire a donc un grand intérêt à interrompre la prescription séparément contre le tiers détenteur. Il le peut, conformément aux art. 2144 et suivans, par une citation en justice, en intentant une action en déclaration d'hypothèque, que l'on appelait autrefois *action d'interruption*, ou par une sommation de payer ou délaisser, accompagnée d'un commandement au débiteur ; cette sommation contient en effet, comme un commandement, menace de saisie en vertu d'un titre exécutoire. La prescription de l'hypothèque est encore interrompue par une reconnaissance volontairement consentie par le tiers détenteur, et par conséquent par les notifications à fin de purge qu'il envoie aux créanciers hypothécaires. — Une inscription prise ou renouvelée, n'étant pas un acte porté à la connaissance du tiers détenteur, ne peut pas interrompre la prescription. — Quant au défaut de renouvellement de l'inscription après dix ans, il n'entraîne que la perte du rang de l'hypothèque, et met le créancier dans la même position que s'il n'avait pas encore pris inscription.

La prescription de l'hypothèque ne court pas contre les mineurs et interdits, art. 2252. Elle court contre la femme mariée, pendant le mariage, si ce n'est à l'égard de son hypothèque légale, art. 2253 et 2256 3°.

POSITIONS.

1° Sur la loi 1, § 2, *Dig.*, *de pignoribus et hypothecis*, nous admettons une autre interprétation que celle donnée par Cujas.

2° Les lois 16, § 3, *in fine*, et 21, § 3, *Dig.*, *eodem titulo*, sont réputées être en opposition. — Nous essaierons de concilier ces textes.

3° La loi 18 du même titre donne une action utile au créancier hyppothécaire, et ne suppose pas que la chose hypothéquée soit *in bonis debitoris*.

4° Nous pensons que la loi 29, § 2, *in fine*, peut servir à modifier le § 30, *de rerum divisione*, Institutes ; et qu'elle n'est pas en opposition avec la loi 44, § 1, *Dig.*, *de damno infecto*.

5° Un jugement par défaut contre partie, en premier ressort, ordonne une radiation d'inscription hypothécaire, et compense les dépens, le conservateur des hypothèques doit faire la radiation en vertu de ce jugement, *non passé en force de chose jugée*, c'est-à-dire encore susceptible d'appel, nonobstant l'art. 548 du Code de procédure.

6° Le mari peut demander la restriction de l'hypothèque légale de sa femme, quoique celle-ci refuse d'y consentir ; art. 2161.

7° Le tiers détenteur qui se laisse exproprier n'en est pas moins subrogé aux droits du créancier hypothécaire payé avec le prix de l'adjudication.

8° Lorsqu'un créancier hypothécaire acquiert l'immeuble qui lui est hypothéqué, la confusion qui en résulte n'éteint pas l'hypothèque, quant au droit de préférence.

9° Depuis l'article 834 du Code de procédure, la maxime *prior tempore, potior jure*, souffre des exceptions. L'art. 2177 2° s'applique comme auparavant.

10° Le droit de préférence ne se perd pas nécessairement avec le droit de suite, notamment dans le cas de l'art. 2195 1°.

11° Tout droit de suite est perdu après vente volontaire en justice, sur surenchère d'un sixième.

12° L'omission d'une inscription hypothécaire, dans le certificat délivré à l'acquéreur, après la transcription de son titre, n'entraîne pas toujours la perte du droit de suite pour le créancier dont l'inscription a été omise, nonobstant l'art. 2198.

PARIS. — IMPRIMÉ PAR E. BRIÈRE, RUE SAINTE-ANNE, 55.